Nives è guarita!

Diagnosi cancro e (auto)guarigione

Una storia vera.

Patti Armanini
Copyright © 2014 Patti Armanini

Si precisa che tutte le informazioni in questo libro, nonostante l'elaborazione accurata, sono senza garanzia e che è esclusa la responsabilità dell'autrice o dell'editore.

Elaborazione redazionale e pubblicazione:
Patti Armanini
Composizione libro & copertina Patti Armanini
Foto: Patti Armanini
Create Space Independent Publishing Plattform
ISBN-13:
978-1500791636

ISBN-10:
1500791636

1. Edizione 2014

L'AUTRICE

Patti Armanini, nata a Merano, madre di un figlio, è traduttrice & autrice, pittrice freelance & designer di gioielli, vive e lavora attualmente nella bella Valle Aurina in Alto Adige.

La diagnosi del cancro nel frattempo colpisce una persona su tre. Per le persone colpite da questo male, in quel momento crolla un mondo intero. Le domande si sovrappongono, l'insicurezza è all'ordine del giorno, la disperazione sta scritta sul volto, la vita di sempre diventa all'improvviso caotica, un grande punto di domanda è in primo piano.

Nell'era della medicina invasiva, questo libro vuole essere un invito ad ascoltare anche la voce interiore, il proprio corpo, a ritornare alla natura e a ritrovare la propria energia vitale. Vuole dare speranza e non essere una guida medica.

La guarigione è possibile per tutti. Così come è successo alla protagonista di questa storia che è sopravvissuta.

Patti Armanini
2014
http://www.patti-armanini.com

Altri libri:
Tiergeschichten aus Südtirol – Nives Heilung – Pflastersteine – Racconti di animali nelle Dolomiti

"*Ad una persona che dà amore si rivolgono anche gli animali;*

Addirittura i fiori sembrano seguirla, quando passa innanzi a loro, sembrano riconoscere il suo amore, ricambiandolo.

L'amore può espandersi, può includere tutto l'universo.

Può gurarire. "

Bear Heart

"*All'inizio della salvezza c'è la consapevolezza dell'errore.*"

Epicuro

"*Il dottore medica le tue ferite. Ma il tuo dottore interiore ti guarirà. Chiediglielo, più spesso che puoi.*"

Paracelso

CONTENUTO

Fu chiesto al Dalai Lama

cosa l'avesse sorpreso di più.

Disse:

" L'uomo, perché sacrifica la sua salute per fare soldi.

Poi sacrifica i suoi soldi per riacquistare la sua salute.

E poi è talmente in ansia per il suo futuro che non si gode il presente. Il risultato è che non vive nel presente o nel futuro.

Vive come se non dovesse morire mai, e poi muore senza aver mai vissuto veramente."

Il Rosario

Da dove provenisse, non lo rammenta più.

Ma talvolta, quando è stanca e sfinita, lo prende ancora tra le mani, sentendosi in qualche modo più strettamente collegata con il passato, il presente e il futuro, con la sua vita.

Il rosario le dà sempre ancora la forza, la pace interiore armoniosa come in passato, quando stava molto male, quando era tornata a casa dall'ospedale dopo l'ennesima operazione, e il rosario era sotto il suo cuscino.

La sua unica consolazione.

In realtà, prima della malattia si era sempre ribellata contro questa potente energia di Dio.

Si era rifiutata di riflettere sulla sua fede.

Non andava in chiesa, sebbene vivesse secondo i comandamenti.

Ma tutti gli annessi e connessi, gli atteggiamenti ipocriti, il potere della chiesa, la superficialità della gente, tutto questo la infastidiva molto.

NIVES È GUARITA!

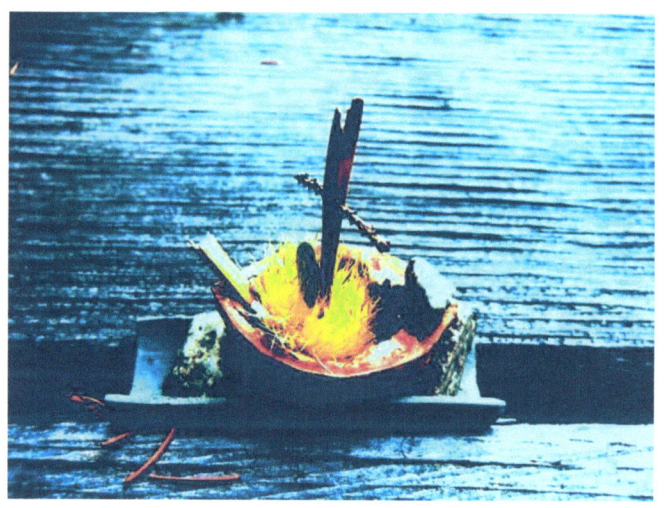

Nives

Nives aveva 21 anni, era bella, atletica, estremamente sensibile e intelligente. Come tutti i suoi amici, anche lei si era prefissata grandi obiettivi, voleva viaggiare per il mondo, studiare due o tre facoltà all'università, che la interessavano.

Le piaceva molto studiare all'università. Con gli studi andava avanti molto bene. Aveva una capacità di comprensione assai rapida ed era diligente, finché s'innamorò perdutamente per la prima volta nella sua vita.

Lo aveva conosciuto quando stava cercando un passaggio fino all'università e fino a casa durante i fine settimana. La sua indole tranquilla, il suo fascino, la sua intelligenza e la profondità dei suoi sentimenti la attirarono irresistibilmente.

Ma venne a sapere che lui era innamorato perdutamente e infelicemente di un'altra donna, e che a causa sua aveva già pensato spesso al suicidio.

Tutto questo non uscì più dalla testa di Nives, di conseguenza, ciò ebbe anche un impatto negativo sui suoi studi. Durante quel semestre riuscì a dare soltanto due esami.

Non appena lo vedeva, le venivano le palpitazioni.

Nonostante sapesse che era senza speranza, sentiva che doveva sopprimere il suo affetto e trattenersi, per poter almeno avere un rapporto d'amicizia con lui.

Così, qualche volta s'incontravano sulla riva di un fiume e parlavano di tutto e di più.

Di sera, di tanto in tanto andava a trovarlo a casa sua nel suo appartamento. Lui scriveva poesie molto profonde, sorseggiando del vino rosso e ascoltando della bella musica blues. Lei, da dietro, si chinava su di lui, mentre lui le leggeva le poesie stando seduto davanti alla piccola scrivania. Entrambi per un breve periodo di tempo erano spensierati e si sentivano bene.

Una sera lui era sdraiato sul letto, non disse una parola quando lei arrivò. Lei si sdraiò vicino a lui, lo guardò intensamente negli occhi per molto tempo, senza che successe nulla o che fosse detta una parola.

Poi i suoi occhi si riempirono di lacrime; lui la guardò, come se volesse scusarsi per il fatto di non riuscire a prendere l'iniziativa.

Lui, in effetti, amava l'altra donna, tuttavia voleva bene anche a Nives, a modo suo. Malgrado ciò, i due non riuscivano ad avvicinarsi l'uno all'altra.

Lei era delusa, perché lui sarebbe stato il suo primo uomo con cui avrebbe fatto volentieri l'amore, lui era insicuro, indeciso e tentennante.

Nives decise di andarsene via.

Andò da uno studente, cui giorni addietro aveva prestato la sua chitarra, e che era iscritto contemporaneamente a quattro facoltà. Quando lei arrivò, le dissero d'essere fortunata, che la chitarra c'era ancora. Alla sua domanda, ma come – la chitarra è ancora qui? – ricevette la risposta, che lui la notte scorsa si era impiccato. Che a forza di strafare aveva rotto con la sua vita, nel momento in cui s'era accorto di non reggere allo stress degli studi, e di non riuscire a fare tutto quello che si era preposto di fare.

Affranta, Nives andò a casa.

Ad un certo punto, per lei era troppo. Se era nel posto dove studiava, tutto le andava sui nervi, appena i fine settimana arrivava a casa dai suoi genitori, lo stesso.

Si sentiva come rinchiusa.

Qualche volta c'erano delle situazioni, nelle quali abrebbe voluto volentieri scappare via, via da tutto, ma i suoi mezzi finanziari non glielo permettevano.

Poi s'aggiunse anche la cattiva notizia, che il suo titolo di studio non era riconosciuto nel suo stato di provenienza. Incredula andò a fondo alla questione, finché lo vide scritto nero su bianco. Il professore universitario disse che l'unica possibilità era quella della doppia specializzazione.

Nessun problema, pensò lei, e ne parlò con suo padre. Ma lui non la ascoltò. Le disse: "Lo studio che hai iniziato, lo finisci! Tu non fai un percorso di studio per la doppia laurea! Altrimenti non ti passo più alcun centesimo. Ancora due mesi e poi basta!"

Invani tutti i suoi tentativi di fargli capire che lo studio non era riconosciuto, che uno studio doppio era l'unica possibilità per raggiungere una laurea riconosciuta.

Nives cercò un lavoro nella città universitaria, in fin dei conti aveva già dato con successo 27 esami e non voleva buttar via tutto questo, ma era sfortunata e non trovò nulla. Nemmeno all'ospedale come aiuto per i turni di notte.

Così le rimasero soltanto ancora due mesi di tempo e di denaro.

Le crollò addosso il mondo intero, tutte le sue prospettive per il futuro ridotte in cenere in un istante. Le sue ali tagliate per l'ennesima volta.

A casa tirava una brutta aria. Soprattutto con suo padre. Dopo un confronto, lei decise di andar via di casa e di cercarsi un lavoro.

Stavolta entrambe le cose funzionarono, anche se con difficoltà.

Il direttore del personale di una pubblica amministrazione, che era sposato, dopo breve tempo risultò essere un disgustoso maniaco, che la minacciava di farle perdere il lavoro, se lei non fosse stata 'carina' con lui.

Lei, nonostante le difficoltà che lui come lavoro le causava di continuo, non si lasciò intimorire.

Per quanto riguarda la casa, che lei trovò in affitto, la sua ex compagna di scuola le aveva nascosto che portava lì con sé anche il suo ragazzo musulmano. In realtà, i due erano già separati, ma le cose andarono in modo completamente diverso.

Lui, sin dal primo giorno aveva l'attaggiamento di un boss, e pensava di poter impartire ordini anche a Nives, che però non le fecero né caldo né freddo.

La sua amica, la mattina presto puliva i pavimenti, faceva tutte le faccende di casa, eseguiva i suoi ordini senza alcun commento. Nives si meravigliò molto riguardo al comportamento della sua amica.

Dopo alcuni mesi l'amica di Nives se ne andò via dalla casa, i problemi con il suo ex rimasto si ammucchiarono. Nives, finanziariamente doveva sobbarcarsi tutte le spese da sola, e sperava che lui se ne andasse via presto.

Ma lui si era organizzato fin troppo bene. Dato che l'amica di Nives proveniva da una famiglia benestante, la sua cerchia di amici era composta soprattutto da persone 'altolocate'.

Così, lui ogni giorno aveva chi lo invitava a pranzo o a cena, e chi lo aiutava, se aveva bisogno di qualcosa.

Lui era un artista con il cuore e l'anima, che era abituato a vivere la sua vita a spese degli altri.

La piccola 'bolla'

Un giorno, Nives decise di andar a trovare la sua famiglia a casa. Era già passato un anno, da quando era stata lì per l'ultima volta. I suoi fratelli erano ancora piccoli ed erano molto contenti della sua visita.

Faceva molto caldo, cosí lei decise di cambiarsi gli abiti.

"Ma dimmi, che cos'hai lì dietro sulla coscia? Ti sei bruciata? ", le chiese un fratello.

"No, perché? ", rispose Nives.

"Hai una bolla lì sulla coscia! Guarda pure! "

Nives guardò e vide la bolla per la prima volta. Non l'aveva mai notata prima di allora.

Strano, pensò, probabilmente sono andata a sbattere da qualche parte, sicuramente non mi sono bruciata!

Non ci pensò su più di tanto, trascorse il resto della giornata a casa e poi ritornò a casa sua.

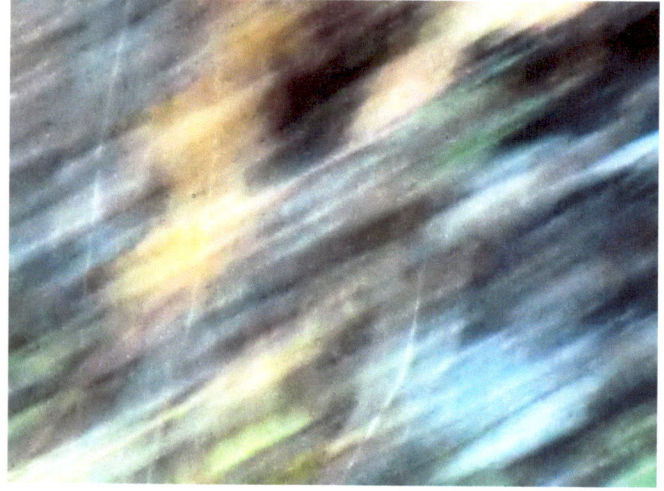

Estraneo, e lo stesso non estraneo

L'ex della sua amica, giorno dopo giorno procurò a Nives sempre più problemi. Nives aveva un lavoro difficile, non poteva permettersi alcun errore, dato che tra l'altro si trattava anche di contabilità.

Delle tre stanze al piano di sopra, lui si era impadronito subito di due. Nives dormiva in una piccola stanza sull'altro lato della casa. Lui, la sera invitava degli amici, festeggiava assieme a loro fino a notte fonda, così che lei non riusciva a dormire. Lei si arrabbiava, dicendo che lui poteva benissimo invitare i suoi amici anche di giorno per festeggiare, quando lei era al lavoro, ma a lui piaceva farla arrabbiare.

Lui non pagava né l'affitto né le spese supplementari, Nives doveva sempre far fronte a tutto. Il contratto d'affitto lo avevano firmato in tre.

Spesso lei arrivava a casa la sera molto stanca. Talvolta, a casa dormivano degli estranei che lui aveva invitato, e spesso lei doveva chiudere il rubinetto dell'acqua calda nel bagno, che lui aveva lasciato scorrere per ore, per fare aumentare la bolletta dell'acqua calda, che lei doveva pagare.

Una volta lui la minacciò addirittura con un coltello, ma essendo lui un soldo di cacio, lei si postò a gambe larghe davanti a lui, chiedendogli cosa volesse, lui, nano, che sparisse una volta per tutte! Non aveva paura di lui, nonostante le sue soventi minacce dell'incombente 'Guerra Santa', secondo cui i musulmani di tutto il mondo avrebbero radiato via una volta per tutte dalla faccia della terra tutti gli Europei, Israeliani ed Americani. Lui aveva una barba lunga, perché secondo la sua opinione, solo i saggi la potevano avere.

La piccola bolla sulla coscia di Nives s'ingrandiva sempre di più, con ogni agitazione. Come se i suoi pensieri e le sue preoccupazioni avessero la maggiore influenza su stasi o crescita di quel 'corpo estraneo'.
Iniziò a preoccuparsi e a porsi delle domande. A livello fisico era veramente in forma, mangiava sempre cibi sani. Tuttavia, nell'arco di due anni, la bolla si era trasformata in un tumore di 16 x 19 centimetri. Facendosi il bagno sentiva maggiormente questo 'corpo estraneo', che lo stesso faceva parte del

suo corpo', ma anche stando seduta. Aveva paura.

In qualche modo aveva la sensazione come se questo tumore fosse una specie di compensazione per una funzione del corpo malfunzionante, d'altra parte però, ciò la infastidiva alquanto.

Nives, nonostante tutto, non voleva rivolgersi ad un medico. Immaginava che tutto, alla fine, si fosse rimesso a posto, o che avrebbe trovato eventualmente un rimedio naturale.

Finalmente l'ex della sua amica uscì dalla casa, ma Nives, poco dopo, perdette lo stesso il lavoro a causa del capo del personale e fu costretta a ritornare a casa dai suoi genitori. Cercò subito un altro lavoro.

Il tumore le dava molto fastidio quando stava seduta davanti allo sportello. Non che le avesse procurato dei dolori, ma quel fastidio lancinante non era per niente piacevole. Comunque aveva più problemi a stare in piedi, che a star seduta.

Il capo, come statura era piccolo, arrogante e riusciva a mantenere la sua posizione di potere soltanto perché aizzava alcuni dipendenti contro gli altri. Ogni qualvolta lei aveva bisogno di materiale per il lavoro, doveva oltrepassare due porte blindate, salire le scale fino al piano superiore per arrivare all'ufficio del capo.

Se aveva bisogno del sapone, affinché il personale potesse lavarsi le mani nel bagno, lui prendeva una saponetta piccola acquistata al prezzo più basso e ne tagliava ogni volta un piccolo pezzetto. Con quello, tutti i dipendenti dovevano arrangiarsi per il tempo più lungo possibile.

Dato che l'edificio era molto vecchio, per terra scorazzavano ogni sorta di parassiti, che avevano addirittura morso una collega di lavoro.

Più volte sparivano dei soldi dalla cassetta di sicurezza, finché un giorno Nives si accorse che il capo ne era responsabile personalmente. Tuttavia, era sempre il personale, a dover rimpiazzare le somme di denaro mancanti.

Nives non aveva niente da perdere. Non era sposata con figli a carico come altri, che avevano paura di difendersi per non rischiare di perdere il lavoro.

Lei, senza peli sulla lingua, disse la sua opinione in faccia al capo. In seguito, lui la mattina presto la costrinse a lavorare in un altro ufficio, stando in piedi, malgrado fosse a conoscenza dei problemi di salute di Nives. Finché lei, un giorno, non ne poté più e diede le dimissioni, andandosene via all'istante.

La prima visita dal medico

Quando Nives si accorse di un altro tumore sotto la sua ascella, decise per la prima volta di andare dal suo medico, che conosceva ancora dai tempi degli studi universitari. Lui era un ottimo diagnostico e medico. Inoltre era anche molto simpatico.

Risultò che lei probabilmente era allergica ad un deodorante per le ascelle, e lui la rassicurò riguardo a questo. Ma quando lei si fece coraggio e gli mostrò il tumore sulla coscia, lui le consigliò di andare subito all'ospedale per farsi visitare.

Nives gli raccontò, che lei, pensando che si trattasse soltanto di un grosso tumore purulento, si era punta lì anche con un ago. Lui le rispose, che lei avrebbe dovuto assolutamente astenersi dal fare queste cose, che era qualcosa di serio, che dovrebbe consultare immediatamente uno specialista, in quanto potrebbe trattarsi di un lipoma oppure di un liposarcoma, dunque di cancro.

Era preparata a tutto, ma ad una cosa del genere mai e poi mai! Aveva paura. Aveva soltanto 23 anni, aveva un sacco di progetti nella sua vita.

Fino ad allora, la morte per lei era stata una cosa estranea, qualcosa che evitava o che sopprimeva dopo la dolorosa esperienza con sua nonna, che era morta di cancro al colon, e con suo zio, che era morto di un sarcoma ai reni. No, a dire la verità, sua nonna non era morta di cancro al colon, bensì a causa degli effetti dei medicinali a base di morfina, che le venivano somministrati e che avevano portato entro solo una settimana all'arresto cardiaco.

Inizialmente, sua nonna l'aveva pregata di andare dai medici, per chiedere loro se potevano lasciar via i farmaci, che le causavano vertigini e nausea.

Nives soffriva molto, perché era affezionatissima a sua nonna. Giorno dopo giorno l'attaccatura dei suoi capelli s'inscurì sempre di più, e sebbene stesse lì sul letto come in trance, Nives, tenendo la mano di sua nonna, sentiva come lei con l'ultima forza che le era rimasta le stringeva delicatamente la sua.

Ma perché proprio io? si chiedeva Nives. Ma ho vissuto in maniera sana, la carne e il pesce non li mangio più da parecchi anni, sono sempre in movimento, ogni giorno sono all'aria aperta! Ma dove ho sbagliato, cosa ho fatto di male? Com'è potuto succedere? Domande su domande, giorno e notte.

Decise per prima cosa di andare a verificare cosa mai significasse il termine 'liposarcoma'.

Trovò finalmente la risposta presso una grande biblioteca. C'era scritto che si trattava di una malattia tumorale rara, che colpiva soprattutto i maschi a partire dai cinquant'anni e che poteva causare anche metastasi.

Nives si sentì impotente. Aveva soltanto notato d'aver perso quattro chili in una settimana, malgrado avesse mangiato normalmente, sentiva un ticchettio fastidioso nell'orecchio, come se ci si strofinasse continuamente con forza le unghie delle dita, come se attraverso i nervi, dal corpo fosse trasmesso al cervello l'incarico di provocare caos nel suo corpo. I pensieri sono energia, che erano forse state le sue preoccupazioni e i suoi problemi a far scoppiare la malattia?

Voleva evitare un'operazione ad ogni costo, aveva troppa paura.

Le pecore e le capre sono gli unici animali, che non si ammalano di cancro, pensò, dipende sicuramente dalla loro dieta, perché mangiano anche delle piante velenose sui prati delle montagne. Cosí, nella sua ingenuità commissionò una contadina, acché raccogliesse un po' di urina di una capra, per potersi poi fare un impacco sulla coscia.

Fino a quando arrivò quel momento, lei si fece degli impacchi con i cavoli, con le cipolle e con ogni sorta di altre verdure, che però non la aiutarono.

Allo stesso modo non aiutò nemmeno l'urina, che le fu consegnata dalla contadina sorridente dopo una settimana. Il povero caprone, per tutti quei giorni aveva dovuto sopportare il contenitore fissato dietro al suo corpo, per raccogliere la sua urina. E non fu nemmeno facile per Nives strofinarsela sulla coscia ma meglio provare tutto, che affrontare un intervento chirurgico, pensò.

Nel frattempo, il tumore sotto la sua ascella era scomparso. Aveva acquistato un altro deodorante per le ascelle, al quale non aveva avuto una reazione allergica, e pensò, chissà cosa sarà contenuto in tutti questi prodotti, che attraverso la pelle vanno a finire nella circolazione del sangue.

Liposarcoma mixoidale

Un raro tumore maligno dei tessuti molli, che ha caratteristiche istologiche di cellule di grasso o di precursori di cellule adipose. L'incidenza del liposarcoma a livello internazionale è data con circa 2,5 nuovi casi per milione di abitanti e anno. Le cause alla base della formazione di un liposarcoma sono in gran parte sconosciute.

Come immagine macroscopica, i liposarcomi sono spesso tumori relativamente ben incapsulati e spesso anche limitati, nodulari o lobulati, giallastri o grigio-bianchi, che secondo la localizzazione possono raggiungere dimensioni rilevanti e un peso di diversi chilogrammi, anche di oltre 10 – 30 kg. L'apparente buona demarcazione può rilevarsi come ingannevole, perché in prossimità del tumore principale si trovano talvolta insediamenti tumorali più piccoli.

Particolarmente spesso sono colpite le cosce.

I sintomi generali eventualmente associati alla crescita del tumore, sono per esempio stanchezza, malessere, perdita di peso, nausea e vomito.

Il 50 per cento dei pazienti muore di questo male con un liposarcoma di cellule rotonde o mal differenziate entro cinque anni. Gli insediamenti tumorali metastatici colpiscono principalmente i polmoni, le ossa, i linfonodi e il fegato.

Terapie: resezione completa del tumore, radioterapia e chemioterapia.

NIVES È GUARITA!

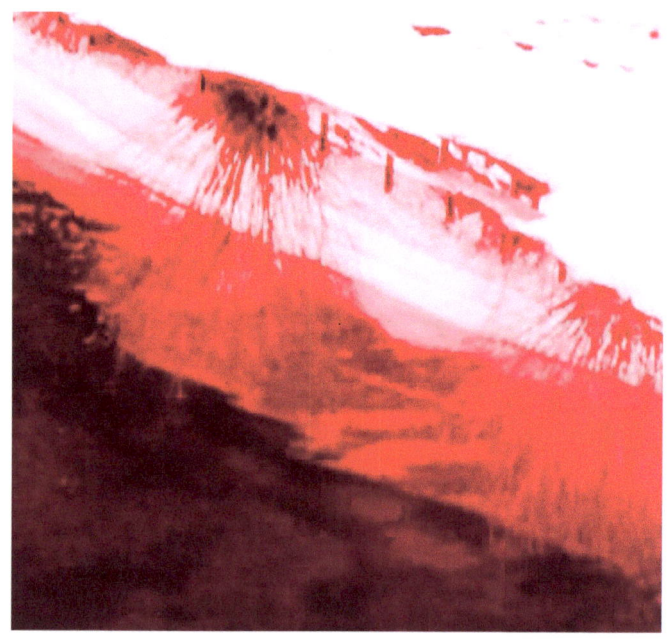

La ricerca

Un giorno venne a sapere, che in città lavorava un rinomato pranoterapeuta, che visitava i pazienti gratuitamente, e che i trattamenti ai pazienti di cancro li faceva gratis.

Anche se Nives a queste cose non ci credeva per niente, respingendo sempre questi temi come pura ciarlataneria, decise lo stesso di andare da lui, poiché, in effetti, non le costava nulla, e lui aveva guarito una conoscente di Nives dall'emicrania e da un angioma all'occhio.

Nives sapeva che in quel periodo stava soffrendo di un'infiammazione alla vescica, quale rimanenza del suo precedente appartamento umido, ma non gli disse nulla.

Lui le chiese, se i suoi vestiti contenevano fibre sintetiche, alché lei rispose di no, che erano di puro cotone.

Ad un certo punto, lui iniziò con la posa delle mani ad una distanza di ca. trenta cm dal suo corpo.

Non appena le sue mani erano poste sopra la pancia, lei immediatamente percepì un gran calore, e la stessa cosa dietro, dove c'era il tumore, e comprese che non poteva trattarsi di una sciocchezza.

Lui disse di aver conseguito le sue capacità molti anni fa, quando da grande imprenditore che era, improvvisamente ebbe un'intuizione, smise con la sua attività vendendo tutto, si recò a Milano per farsi fare una verifica delle sue capacità curative, decidendo da quel momento in poi di aiutare soltanto le altre persone.

Che era un dono che gli era stato regalato da Dio.

Disse che Nives, se voleva, poteva iniziare gratuitamente una cura da lui, che non avrebbe potuto far sparire del tutto il tumore, ma che poteva con il tempo farlo rimpicciolire come dimensioni.

Che lei, in ogni caso, doveva seguire le raccomandazioni dei medici, e che poteva contemporaneamente venire da lui tre o quattro volte la settimana per venti minuti, e se credeva in qualcosa? Perché la fede è molto importante, disse.

Che non importava se Nives credeva in Dio o a qualcos'altro, l'importante era credere in un qualcosa.

Che era altresì importante, che il flusso energetico nel

corpo potesse fluire senza ostruzioni o blocchi, e che doveva imparare a saper dire anche di no nella vita, non sempre di sì, come Nives era sempre stata abituata a rispondere.

Nives fu confrontata con un nuovo mondo, con qualcosa, che la costrinse a guardare dentro di sé in profondità.

Decise di recarsi anche da uno psicoterapeuta, per riuscire a controllare meglio le sue paure prima dell'operazione, poiché finalmente aveva capito che questa era inevitabile.

Dopo sei ore in tutto, lui le disse che il trattamento ora era finito, e che poteva regalarsi un mazzo di fiori ogni giorno per tutto il lavoro che aveva svolto su sé stessa.

Nives decise di rivolgersi anche a medici nazionali e internazionali molto conosciuti, per ottenere più informazioni possibili riguardo alla sua malattia, poiché lì, dove viveva, nessuno ne sapeva veramente abbastanza. Lei, infatti, all'epoca era l'unico caso.

Così il medico all'estero le disse che, secondo la medicina ufficiale, lei avrebbe dovuto dapprima farsi togliere tutto il grasso sulla coscia, e se questo non fosse bastato, che doveva farsi amputare la gamba. Questa era la prassi, disse, e le raccomandò di non prenderla così alla leggera. Alché lei rispose, che in nessun caso si sarebbe sottoposta ad un intervento del genere!

Un altro medico del suo paese le consigliò di farsi operare immediatamente, e di sottoporsi subito dopo ad una radioterapia.

Nives aveva l'impressione, come se nemmeno i medici sapessero veramente qual era la terapia migliore, e che seguivano semplicemente le regole usuali previste dalla medicina ufficiale.

Aveva l'impressione che ogni caso di cancro fosse individuale.

Che era importante comprenderlo, per trovare una soluzione, per avere almeno una possibilità di sopravvivenza.

Infine decise di farsi operare per la prima volta nella sua vita nell'ospedale della sua città.

Le operazioni

I medici, a causa della loro mancanza d'esperienza, volevano mandarla in una clinica universitaria, ma lei aveva fiducia in loro e non voleva farsi operare altrove.

La prima operazione andò bene, ma già il giorno seguente aveva l'impressione come se ci fosse rimasto ancora qualcosa nella sua coscia, e lo disse anche al suo chirurgo, il quale le fece notare che potevano formarsi ancora delle recidive.

Secondo il reperto medico si trattava di un 'lipoma', dunque benigno, e lei quindi pensò, che tutto fosse finito lì.

Ma un anno dopo, Nives fu di nuovo operata, poiché la sua impressione dopo la prima operazione si era avverata. Questa volta però, si trattava di un liposarcoma mixoidale maligno.

Con il tempo imparò a conoscere il suo corpo sempre meglio, e ogni volta sapeva almeno un mese prima dei medici, quando e in quale punto della coscia si formavano ulteriori recidive. I sintomi erano sempre gli stessi, il ticchettio fastidioso nell'orecchio, che subentrava ogni volta che si agitava e che diventava ancor più fastidioso, più lei si trovava sotto pressione. Pericoloso per lei era anche andare a sbattere con la coscia da qualche parte o cadere, come in un inverno, quando le strade erano coperte dalla neve e dal ghiaccio, e lei scivolò e cadde a causa di uno spartitraffico in città, che non aveva visto in tempo.

Se i medici all'inizio non le avevano creduto, ora le chiedevano ogni volta come stava, e durante l'ecografia dove, in quale punto sentiva qualcosa.

Nives, dalla seconda operazione in poi andò sempre regolarmente dal pranoterapeuta, cosa che la aiutò molto negli anni seguenti della sofferenza. Se, per esempio, dopo la prima operazione e successiva dimissione dall'ospedale, soltanto dopo un mese era riuscita ad attraversare una strada con difficoltà e molto lentamente, tramite il suo aiuto, già al più tardi al terzo giorno dopo le operazioni successive, poteva camminare normalmente. Dato che lui non poteva essere concretamente presente, si metteva in contatto mentalmente con lei.

A creare problemi a Nives erano anche le anestesie

generali per gli interventi chirurgici, in quanto spesso riscontrava difficoltà a ricordarsi mesi dopo anche le parole più semplici. Così, per le altre operazioni preferì farsi fare l'anestesia locale.

Per ciascun'operazione rifiutò i farmaci che le volevano dare, anche i sedativi o sonniferi prima del giorno dell'intervento, solo raramente si attenne alle raccomandazioni dei medici.

Ogni volta voleva soltanto una cosa: uscire di nuovo il più velocemente possibile dall'ospedale!

Quando le dicevano di non mangiar tanto per via della febbre dopo l'intervento, lei mangiava molto, pensando così di avere più forze, e si fece portare i crauti crudi da casa, di cui ogni giorno ne mangiò una forchetta e che rinforzavano il suo sistema immunitario.

Quando i medici le vietavano di alzarsi dal letto, dicendole di star ferma per alcuni giorni, lei prendeva le bottiglie redon, andava verso la tromba delle scale di tre piani dell'ospedale, dove scendeva e saliva le scale, più lentamente o velocemente, a seconda di come i dolori glielo consentivano.

Per evitare eventuali problemi digestivi, durante il suo ricovero in ospedale fumava di nascosto una sigaretta nel bagno, perché il suo corpo era abituato cosí, la mattina presto dopo il caffè, da quando aveva smesso a sedici anni di mangiare carne e pesce. Così non aveva mai sofferto di problemi digestivi, nemmeno durante i viaggi nei paesi lontani.

Una mattina si spaventò. Dopo aver finito di fumare la sua sigaretta, uscendo dalla toilette vide improvvisamente un bel giovane nel bagno, molto magro e alto, con uno sguardo fissato nel nulla, che a causa della debolezza non riusciva quasi a stare in piedi. Lei andò subito verso di lui e lo sorresse, si avvicinò alla porta e chiamò un'infermiera. Venne a sapere che lui era malato di cancro allo stomaco, e che era arrivato in ospedale alcuni giorni prima. Tre giorni dopo morí.

Nives non stava bene, poiché era consapevole che la sua vita era appesa ad un filo, che la morte era così vicina. A quel tempo non esisteva ancora un sostegno psicologico per i pazienti di cancro.

Suo padre, ogni giorno le portava il caffè, quello vero,

non quello d'orzo, e cercò di farle coraggio, dicendole che lei assolutamente doveva sopravviverlo e che doveva attenersi a ciò che le dicevano i medici. Della stessa opinione era anche sua madre.

Il pranoterapeuta, per Nives era un supporto estremamente prezioso. La gente si rivolgeva a lui da tutte le parti del paese e anche dall'estero, addirittura Enzo Ferrari, il costruttore delle auto da corsa, che soffriva di un tumore alla testa e che lei incontrò presso lo studio del pranoterapeuta.

Ma anche i suoi gatti, cui era molto affezionata e che istintivamente non si avvicinavano alla sua coscia, erano un supporto per lei.

Nives era sul punto di completare una formazione di tre anni, quando dovette affrontare un'altra operazione. Il chirurgo la voleva costringere a farsi operare immediatamente, temendo che il cancro potesse diffondersi anche alle ossa, alché lei rifiutò, dicendo che la vita era la sua, e che questa formazione per lei era molto importante, che doveva assolutamente ottenere il diploma.

Il chirurgo, in seguito minacciò di non operarla più,

se non si fosse presentata la mattina dopo a stomaco vuoto. Allora lei rispose, che in tal caso lo avrebbe denunciato per mancata assistenza. E per la prima volta lui le parlò sullo stesso livello, non dall'alto verso il basso come il prete in chiesa.

Nives ottenne il diploma e subito dopo si fece operare da lui. Durante l'operazione nel bel mezzo dell'anestesia generale si trovava in una tale condizione, da poter, volendo, gestire il suo battito cardiaco che percepì perfettamente. Avrebbe potuto provocare la propria morte in quel momento, se avesse voluto, ma lei voleva vivere.

Durante il ricovero in ospedale, quando dalla sua stanza vide passare una donna giovane fuori sul corridoio, che andava a trovare sua madre, Nives sentì istintivamente che sarebbero diventate amiche, cosa che, in effetti, poi accadde, perché questa donna diventò la sua migliore amica.

Nives si trovava in una stanza a due letti insieme ad una donna più anziana, che si truccava ogni giorno e che indossava una parrucca con i capelli di un color rosso brillante. Doveva stare per molto tempo lì in ospedale, perché durante un'aggressione era caduta malamente, fratturandosi il bacino. Ci si accorgeva subito che la donna era molto benestante, perché ogni giorno aveva le più svariate pretese e chiamava continuamente le infermiere.

Una notte, nella loro stanza entrò improvvisamente un estraneo e chiese a Nives, dove poteva trovare il reparto degli uomini. Lei glielo spiegò, alché l'uomo se ne andò via. La signora anziana si era spaventata molto e urlava. Chiamò subito l'infermiera, che dopo averla ascoltata, andò alla ricerca dell'uomo.

Lo trovò veramente nel reparto degli uomini. Dato che durante la notte l'entrata principale dell'ospedale era chiusa, era riuscito ad entrare dall'entrata posteriore. Era un turista, che non aveva più trovato una camera libera nella città termale e che senza tante storie aveva così deciso di trascorrere la notte in ospedale.

Il chirurgo di Nives, nel frattempo, era stato trasferito in un altro ospedale, quando lei doveva farsi operare per l'ennesima volta.

Nelle sale operatorie, in quel momento c'erano lavori

in corso, era estate, c'era poco personale, così Nives dovette in parte alzare la gamba con le sue forze, mentre il chirurgo la operava. Se i suoi tumori fino a quel momento erano sempre stati ben incapsulati, uno dei due che doveva farsi togliere si ruppe durante l'intervento. Il chirurgo in seguito la rassicurò, dicendo di essere riuscito a togliere tutto.

Lei ricevette di nuovo le sue bottiglie redon e le solite raccomandazioni, cui non si attenne. Una sera sentì le urla terribili di un gatto, fuori nel parcheggio dell'ospedale. Andò alla finestra, a voce alta chiese che qualcuno andasse subito ad aiutare il gatto, ma nessuno la sentì. Alché lei scese giù fino alla porta sul retro e se la fece aprire. Nessuno poteva aiutare più il povero micio, che era stato ucciso. Nives si arrabbiò molto, chiese al guardiano, perché non era andato a vedere, lei aveva impiegato così tanto tempo per scendere giù, mentre lui si trovava nelle immediate vicinanze. Ottenne la risposta, che lui se ne infischiava.

Il giorno dopo, Nives andò a far due passi con le sue bottiglie redon lungo il corridoio. Sentì le urla agghiaccianti di un uomo, e giacché la porta della sua stanza era aperta, lo vide. La sua pelle era nera, lui stava sdraiato nudo sul letto nella stanza, e l'unico posto dove le infermiere potevano somministrargli i farmaci erano le piante dei suoi piedi. Durante una festa con una grigliata in una giornata molto calda, aveva utilizzato l'olio per far fuoco e aveva subito ustioni di terzo e quarto grado.

Il giorno successivo, Nives sul corridoio conobbe una contadina, che aveva molto timore dell'imminente intervento chirurgico il giorno dopo. Nives cercò di tirarle su il morale. La donna, già anni prima era stata sottoposta ad un'operazione invasiva per un cancro al seno, questa volta doveva essere rimossa una massa tumorale grande come un pugno dalla zona genitale. La contadina era in ansia, si lamentava e si chiedeva come la sua famiglia potesse andare avanti senza di lei al maso di montagna, i suoi figli, suo marito. Nives le disse di calmarsi, che doveva pensare prima a sé stessa, alla sua salute, e a nient'altro. Che la sua famiglia ce l'avrebbe fatta anche senza di lei. Ma non c'era modo di tranquillizzare la contadina. Allora Nives le disse che adesso le avrebbe mostrato qualcosa, che le avrebbe sicuramente portato fortuna e che doveva accompagnarla. Poiché il giorno prima, sul balcone alla fine del corridoio aveva scoperto un nido di rondini, e glielo voleva far vedere. Vede, le disse, le rondini portano sempre fortuna e fortunato è anche l'edificio, dove le rondini nidificano!

Il giorno seguente, Nives decise di andare a trovare la contadina soltanto nel pomeriggio, non già la mattina dopo l'operazione. Quando dopo pranzo uscì sul corridoio, la contadina le venne improvvisamente incontro tutta raggiante. Era vestita e stava per lasciare l'ospedale.

"Ma come", disse Nives, "pensavo che lei fosse stata operata stamattina?"

"Sì, sono stata effettivamente operata stamattina presto", rispose la contadina, "ma i medici non hanno più trovato il tumore, all'improvviso non c'era più!"

Meravigliata e felice Nives rispose:

"Vede le rondini Le hanno veramente portato fortuna!"

Prima della penultima operazione, durante la quale Nives doveva farsi asportare due recidive, sentiva che uno dei due noduli era benigno, l'altro maligno. Un buon segno, pensò, sono finalmente sulla via del miglioramento e della speranza!

Improvvisamente il suo chirurgo però si rifiutò di continuare ad operarla, non se la sentiva più, essendo convinto che entrambi i nodi fossero di nuovo maligni e la costrinse ad andare in una clinica universitaria. Stavolta non servì a nulla pregarlo di operarla ancora una volta, lui si rifiutò con fermezza.

Lei aveva paura. Il giorno dell'operazione, di buon mattino percorse con la sua macchina tutti i chilometri fino alla clinica universitaria di un altro paese, dove andò a finire al piano interrato e dove doveva cambiarsi. Era seduta diritta sul lettino, aspettando che qualcuno venisse a prenderla. Ad un certo punto arrivò un infermiere con una grossa siringa e le chiese, dove, in quale parte del corpo voleva farsi fare la chirurgia plastica.

Questo fatto la irritò, perché mai nella vita si sarebbe sottoposta a una tale operazione e gli disse la sua.

Poco dopo fu spinta da un'infermiera, sempre seduta diritta sul lettino, fino alla sala operatoria al piano di sopra. Lungo il percorso se ne infischiava se le persone che stavano aspettando nelle sale d'aspetto vedevano il suo sedere nudo.

Nella sala operatoria le dissero che dovevano allacciarla. Lei si rifiutò, si fece fare soltanto un'anestesia locale. Questa però non ebbe alcun effetto, perché Nives sentì tutto. Probabilmente l'agitazione di prima aveva affievolito completamente l'effetto del medicinale.

Al termine dell'operazione, Nives volle vedere ciò che le avevano tolto, e si spaventò. Avevano operato in modo troppo invasivo, com'era consuetudine nella pratica della medicina ufficiale presso le cliniche universitarie, le avevano tolto troppo, perché sul vassoio di metallo si ergeva una montagna, e nella sua coscia poi c'erano dei grossi buchi.

Era irritata. Quando le dissero che avrebbe potuto in seguito sottoporsi eventualmente ad un intervento di chirurgia plastica, e che ora l'avrebbero portata su al quinto piano, che non avrebbe dovuto muoversi stando sdraiata nel letto per otto giorni, ne aveva abbastanza di tutto. Appena arrivata nella stanza, decise di chiamare suo fratello per farsi portare subito a casa, si vestì con fatica. Il tempo per questo sembrò non finire mai.

Il chirurgo era arrabbiato, quando lei firmò il modulo e semplicemente se ne andò via dall'ospedale.

L'esame istologico dei due nodi che le erano stati tolti, dimostrò che lei aveva avuto ragione, perché soltanto uno dei due era maligno. Dopo anni di tutte quelle operazioni finalmente un nodulo che non era maligno!

Nives si rese conto che il chirurgo della clinica universitaria aveva commesso un errore. Perché nell'arco di una settimana soltanto dopo l'operazione si erano formati cinque nuovi liposarcomi maligni. Come se si fosse calpestato un formicaio con un piede. In un primo momento non succedeva niente, ma poi di colpo arrivavano tutte le formiche. In questo modo Nives s'immaginava le cellule tumorali.

Se l'intervento non fosse stato così invasivo, se il chirurgo avesse tolto soltanto i due liposarcomi senza tutto il resto, questo non sarebbe successo, pensò.

Nives decise di andare dal suo chirurgo, gli mostrò il risultato dell'operazione che dimostrò che lei aveva avuto ragione, disse di aver di nuovo cinque noduli da togliere. E cioè da lui, e da nessun altro! Lui rispose che ci avrebbe pensato su e che poi le avrebbe fatto sapere.

La pranoterapia aveva avuto sempre un'ottima efficacia su di lei, perché ogni volta i liposarcomi erano diventati più piccoli. Anche questa volta.

I genitori di Nives non ci poterono quasi credere, proprio come gli stessi medici. Già in occasione della prima operazione avevano cercato di farle capire, che doveva assolutamente attenersi a tutto ciò che le dicevano e le prescrivevano i medici. Lei, invece, aveva ascoltato il suo corpo e aveva deciso ciò che lei riteneva fosse giusto. Ogni volta, a Nives costò molta forza dover discutere animatamente sia con i genitori che con i medici, tuttavia si impuntò, si trattava sempre della sua vita.

A distanza di due settimane e mezzo si fece fare l'ecografia due volte, e senza dubbi si poteva costatare cosa la pranoterapia era riuscita a fare.

Tutti e cinque i liposarcomi si erano rimpiccioliti da uno a tre centimetri. Da quando aveva mostrato questo risultato anche al suo chirurgo, la pranoterapia per la prima volta – con punti di domanda – fu accettata anche da lui.

L'ultima operazione fu la più grande di tutte. Il chirurgo rimosse soltanto i liposarcomi, senza toccare le parti circostanti. La cicatrice si estese per tutta la lunghezza della coscia.

Dopo alcuni giorni Nives poté finalmente ritornare a casa. Il chirurgo le aveva consegnato una lettera, perché voleva che lei andasse in un'altra clinica universitaria per sottoporsi alla successiva chemioterapia. Lì, lei avrebbe dovuto farsi somministrare la chemioterapia bollente nella gamba. Nives disse mai e poi mai!

A casa aprì la lettera chiusa, nella quale per ultimo stava scritto:'Per cortesia, trattare la paziente con i guanti di velluto, perché è una paziente molto difficile!'

A quel punto Nives sorrise e gettò via la lettera.

Le visite di controllo le avrebbe dovute fare per dieci anni, lei ci andò circa sette anni, poi non più.

Nell'arco di sette anni dunque, a Nives erano stati tolti in tutto quindici liposarcomi, di cui soltanto uno non era stato maligno.

La sua coscia sembrava come un paesaggio lunare con i crateri. Dopo tutte quelle operazioni, le fasce della gamba distrutte, i nervi recisi, i solchi per l'operazione troppo invasiva.

Ma lei era ancora viva, e questa era la cosa più importante! Aveva combattuto come una leonessa, aveva sopportato, aveva istintivamente deciso la cosa giusta nel momento giusto. Suo zio medico una volta aveva detto, che chi riusciva a passare il settimo anno senza ulteriori operazioni, ce l'aveva fatta.

In quel periodo Nives venne a sapere che c'erano altri due compagni di sventura con la stessa malattia.

Una signora era morta poco tempo dopo la chemioterapia, ad un signore avevano amputato la gamba, lo avevano sottoposto a radioterapia e chemioterapia. Gli si formarono delle metastasi ai polmoni e poco tempo dopo morì.

Il pranoterapeuta

Il pranoterapeuta era in stretto contatto con un chirurgo di una clinica universitaria nazionale, il quale aveva contribuito a far guarire cinquemila bambini affetti da leucemia dopo il disastro di Chernobyl, senza chemioterapia o radioterapia. Non era convinto della chemioterapia e radioterapia, a meno che non si trattasse di un tumore molto maligno e che cresceva molto rapidamente.

Era del parere che si potevano aumentare le difese del corpo soltanto se non era stata fatta ancora alcuna radioterapia o chemioterapia. Il medico, ogni giorno rischiava d'essere escluso dall'albo dei medici, poiché si occupava di metodi di terapia alternativi.

Inoltre, il pranoterapeuta era anche in contatto con un laboratorio in una grande città, dove si analizzava la cristallizzazione del sangue. Nives giunse alla conclusione, che la medicina ufficiale avvelenava il corpo anziché stimolarne le proprie forze di guarigione, e che comunque separava la psiche dal corpo, non potendo così secondo il suo parere ottenere mai risultati positivi al cento per cento. Ma perché dovrei farmi distruggere ogni volta ottomila cellule sane per una cellula anarchica attraverso la chemioterapia, pensò.

I medici le avevano voluto prescrivere il tipico ciclo di terapia, che lei non ritenette giusto e che rifiutò con fermezza.

Nives fissò un appuntamento con il medico. Lui le prese una goccia di sangue dal dito che spedì al predetto laboratorio. E le diede molti consigli e informazioni.

In primo luogo, disse, il tumore l'aveva colpita alla gamba, perché probabilmente in passato lei si era trovata in una situazione nella quale voleva scappare, senza riuscirci. Questo corrispondeva alla verità ...

Lei si meravigliò. Il cancro per esempio colpiva le donne al seno, che avevano difficoltà con i loro figli e il loro marito o compagno di vita, che volevano far pace senza riuscirci. Oppure venivano colpite dal cancro nella zona genitale, quando per esempio loro volevano avere figli e il loro partner non era d'accordo. Oppure le persone venivano colpite dal cancro nella zona del collo, allo stomaco o al fegato, perché erano abituate sempre a inghiottire tutto, anziché a reagire concretamente alle situazioni.

Per quanto riguardava sua nonna, Nives pensò, che la causa per il suo cancro al colon poteva essere forse l'abitudine di riscaldare sempre i cibi già cotti, anche per due giorni, assumendo così cibi 'morti' e senza sostanze nutritive. A partire dalla morte di sua nonna, Nives poté riconoscere questa malattia anche nelle altre persone, per via del loro particolare odore dolciastro, come anche tutt'ora. Anche i propri animali domestici riconoscevano se qualcuno aveva un cancro.

Dunque Nives era nel giusto, pensando che l'inizio di una tale malattia tra le altre cose partiva dai pensieri negativi, dallo stress e dalle preoccupazioni, quando non si aggiungevano anche le influenze ambientali o il fattore ereditario.

In realtà è logico, pensò. Le nostre agitazioni non si riflettono soltanto sul nostro umore, ma indeboliscono anche le difese immunitarie del nostro corpo. Con i pensieri si può influenzare il corpo. Spesso per esempio non si ha voglia di andare ad un appuntamento, e improvvisamente, a ciel sereno, si viene colpiti da un forte mal di testa o mal di denti, così come se il nostro corpo si fosse organizzato secondo la nostra volontà, e avesse fatto in modo d'avere una scusa pronta per non doverci andare più.

O altrimenti: un bimbo si fa male e piange, la mamma lo accarezza dolcemente sulla testa e il bambino si calma subito. Ma come poteva la medicina separare solo il corpo e la mente, quando corpo e mente stanno in sinergia l'uno con l'altra, pensò.

Il medico disse, che era molto importante che lei digerisse sempre bene, che era vietato il consumo del fumo e dell'alcool, come anche dei cibi confezionati nelle lattine o i cibi non freschi e le bevande, vietato il consumo di carne, di salumi, polpettoni ecc., vietato il consumo di formaggi con la muffa come il gorgonzola, le bevande con carboidrati, vietato il latte, perché non facilmente digeribile, raccomandato andare a dormire sempre prima della mezzanotte ....

Non smise più. Nives ribatté che voleva continuare a vivere normalmente, che non voleva e non poteva attenersi a tutti questi divieti. Disse al medico che fumava un pacchetto di sigarette al giorno, che beveva alcool molto raramente e se, soltanto un bicchiere di vino quando era invitata a pranzo, che non mangiava più la carne e il pesce dal suo sedicesimo anno d'età. Alché il medico disse che erano soltanto dei consigli, che la cosa principale, in ogni caso, era che lei si sentisse bene nella propria pelle, e per quanto riguardava il suo vegetarismo, che era soltanto un vantaggio per la sua guarigione. Cosa che anche altri medici le avevano detto.

Dopo alcuni giorni arrivarono i risultati dal laboratorio specializzato nell'analisi della cristallizzazione nel sangue.

Nives lesse incredula e meravigliata ciò che era stato scritto. Che c'erano ancora cellule tumorali in giro nel suo corpo, che il suo ciclo mestruale era irregolare, ... a dirla breve: vi erano contenute informazioni che corrispondevano effettivamente alla verità, e altre che nessuno poteva sapere all'infuori di lei. E tutto questo con una sola goccia di sangue?!

Alla fine, il medico aggiunse che non faceva bene nemmeno la soppressione dell'istinto sessuale.

Riguardo a ciò, Nives intervenne dicendo che, in effetti, era stata delusa fin troppe volte, che non aveva mai trovato l'uomo giusto della sua vita, che non era interessata a rapporti di una notte, che in quel momento non aveva un fidanzato e che comunque stava bene così.

Il medico le prescrisse una cura della durata di un mese sulla base delle vitamine A – C ed E. Come per esempio le perle d'olio di germe di grano in capsule, l'estratto di colchico, dei piccoli cubetti vegetali color marrone-verdastri per digerire, il tè al vischio, l'acido ascorbico purissimo, l'echinacea ecc., tutti prodotti naturali. Le consigliò di mangiare soltanto cibi freschi e di bere succhi e spremute fresche senza zucchero, acqua minerale oppure tè verde o tisane alle erbe, di rinunciare assolutamente ai dolci, di tenere sotto controllo le fluttuazioni del peso, perché un aumento del peso poteva essere pericoloso, disse.

Il dottore l'aveva impressionata positivamente, allo stesso modo anche l'infinita pazienza e generosità del suo pranoterapeuta, cui avrebbe voluto dedicare un monumento.

La guarigione

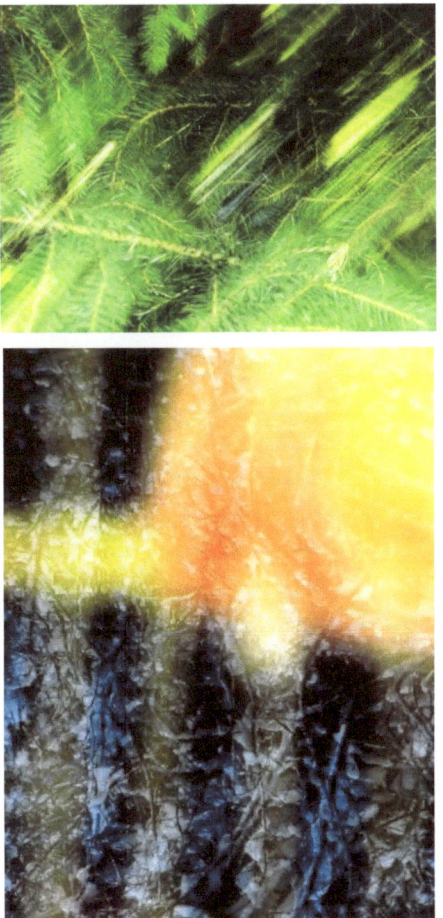

Nives arrivò alla conclusione d'aver sempre pensato troppo poco a se stessa, d'essere sempre stata a disposizione di tutti quando qualcuno aveva bisogno di qualcosa da lei. Doveva imparare a dire anche di no. Lei aveva lo stesso diritto al suo 'territorio' in questo mondo come qualsiasi altro essere vivente dal momento della sua esistenza.

In questi lunghi anni di sofferenza ritrovò la fede in Dio e il suo angelo custode.

Caro Dio, pensò una volta in una situazione difficile, tu puoi fare della mia vita ciò che ritieni giusto, mi consegno a te con fiducia, per favore accoglimi tra le tue braccia, ma ti prego, lasciami vivere, un giorno vorrei ancora diventare mamma e vorrei vedere crescere e prosperare mio figlio, ho ancora così tanti progetti da realizzare …

Nives andò molto nella natura per trarre la forza e la calma, si attenne per circa il 70 % alle raccomandazioni dei medici, mangiò in maniera sana e fece la cura di un mese, cercando di vivere normalmente.

Qualche volta immaginava mentalmente di giungere attraverso un sentiero nel bosco fino ad uno stagno meraviglioso, con l'acqua cristallina e tanti fiori intorno, dove si riposava.

Qualche volta s'immaginava mentalmente che l'acqua fresca e limpida fluisse dalle radici dei suoi capelli fin giù alle dita dei piedi, sciacquando fuori tutto ciò che poteva essere dannoso per il suo corpo.

Negli anni della sofferenza, le si erano aperte molte 'finestre' spirituali, della cui esistenza fino ad allora non aveva avuto il mencheminimo sentore.

Nel frattempo, dall'ultima operazione sono passati quasi venticinque anni. Nives ce l'ha fatta, è guarita ed è diventata mamma.

Il chirurgo che si occupava di metodi di terapia alternativi per le malattie del cancro, è stato dimesso dalla clinica universitaria dove lavorava e attualmente lavora in privato.

Il pranoterapeuta dopo molti anni morì di cancro.

Il suo chirurgo è andato in pensione.

Il suo primo amore (platonico) si è suicidato.

NIVES È GUARITA!

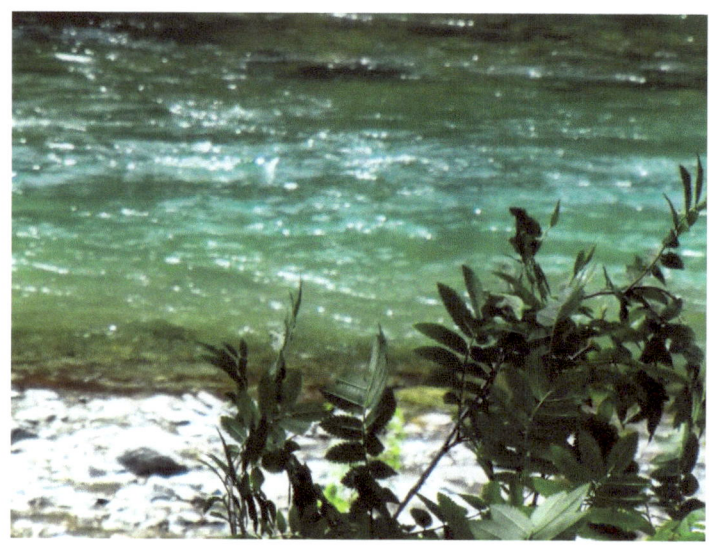

Epilogo

Il cancro era già noto nel 400 aC a Ippocrate di Kos, il medico più famoso dell'antichità. Da pochi secoli il cancro è causato dall'avvelenamento sconsiderato del nostro ambiente e del nostro cibo, dal caos nella sinergia tra il nostro corpo e la psiche, dal nostro ritmo di vita frenetico. Se oggigiorno ci sono ancora diversi ultracentenari, anno dopo anno saranno sempre di meno coloro che raggiungeranno una tale venerabile età. Della nostra generazione e di quelle che ci succederanno, saranno sempre di meno, perché i nostri vecchi vivevano in maniera più sana, trascorrevano più tempo all'aria aperta, mangiavano molto meno di noi, solo le calorie per ciò che consumavano lavorando, non di più, mangiavano molto meno carne. Oggi mangiamo troppo, ci muoviamo troppo poco, siamo sempre di corsa e spesso ci nutriamo con il fast food o con i cibi preconfezionati. Abbiamo perso i nostri istinti, la vita a contatto con la natura, ci rifocilliamo subito di farmaci per cose di poco conto.

È certamente il caso di cercare e trovare i molti segreti

e le tante possibilità di autoguarigione che sono presenti in ognuno di noi sin dalla nascita, e di vivere nell'amore, agendo di conseguenza.

Chiunque può guarire!

Per la scelta della terapia, ognuno deve decidere da solo. Tuttavia è bene notare che:

- il business miliardario delle aziende farmaceutiche, ogni anno frutta alle stesse somme di denaro immense;

- le aziende farmaceutiche fanno parte dei mercati in crescita più forti e che le varie aziende sono in concorrenza tra di loro per lo sviluppo di nuovi farmaci;

- anche gli ospedali approfittano del metodo apparentemente migliore nella lotta contro il cancro, malgrado non ogni tipo di cancro risponda positivamente alla chemioterapia e ancora adesso non ci sia una guarigione al cento per cento;

- i pazienti che si sottopongono a chemioterapia, spesso pagano la loro speranza con ulteriori sofferenze. La maggior parte dei pazienti di cancro muore proprio a causa di una chemioterapia, anche se ciò sembra strano;

- il rischio di un secondo tumore maligno è il più alto con la combinazione di radio- e chemioterapia. Nella radioterapia vengono distrutti irrevocabilmente fino a diversi milioni di mitocondri.

Il cancro, per ogni persona colpita dal male, è una diagnosi devastante. Secondo le proiezioni dell'OMS, ogni seconda persona nel mondo occidentale morirà di cancro fino all'anno 2050.

Quando le lobby farmaceutiche non erano ancora così influenti, i medici sapevano della connessione tra il cancro e la psiche, e già il medico inglese Gendron e tanti altri poneva le catastrofi della vita, le grandi preoccupazioni e i grandi dolori in connessione con il cancro.

Non ha senso nella lotta contro il cancro infliggere al nostro sistema immunitario tali danni attraverso sostanze tossiche e radiazioni, per poter sopravvivere soltanto per alcuni anni.

Nessuno ha il diritto di arricchirsi sulla sofferenza altrui!

www.ingramcontent.com/pod-product-compliance
Lightning Source LLC
Chambersburg PA
CBHW050818290526
45792CB00001B/161